Vad är sann manlighet?

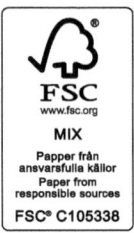

Förlag: BoD – Books on Demand, Stockholm, Sverige
Tryck: BoD – Books on Demand, Norderstedt, Tyskland

ISBN: 978-91-8007-791-0

Vad är sann manlighet?

Seminarium för vidare studier och samtal i grupp eller enskilt.

Inleding och förord   sid 5

Kapitel 1: Kristuslikhet   sid 8

Kapitel 2: Manligt och kvinnligt   sid 13

Kapitel 3: Helig vrede och köttslig vrede   sid 17

Kapitel 4: Männen är pelarna   sid 22

Kapitel 5: Mannens vrede   sid 25

Kapitel 6: Mannens flyktbenägenhet   sid 28

Kapitel 7: Mannens sexualitet   sid 31

Kapitel 8: J-kurvan   sid 36

Kapitel 9: Jesu manlighet   sid 42

Inledning till:

<u>Mansseminariet "Vad är sann manlighet?"</u>

Är svenska män de mest tillplattade som finns?

På vad sätt var Jesus manlig?

Hur kan män bli mer manliga?

Vad menar Paulus med: "var manlig och stark"?

Vad innebär det att vi "når fram till enheten i tron och i kunskapen om Guds Son, till ett sådant mått av manlig mognad att vi blir helt uppfyllda av Kristus"? (Ef 4:13)

Det är några av de frågor som detta mansseminarium ska behandla, men först en lite längre inledning.

Först och främst syftar denna undervisning till att hjälpa dig med din karaktärsdaning. Manlighet sitter i karaktären, inte i talang, virilitet, nådegåvor, IQ, muskler, framgång, pengar, utseende, eller något annat.

Jag vill trösta dig som tror det är för sent eller för svårt att just DU ska kunna förvandlas märkbart i ditt sätt att vara man. Utseendet är givet en gång för alla och är oföränderligt, men karaktären går alltid att ändra och förbättra! Någon har sagt: "När charmen tar slut finns karaktären kvar".

Jag vill också uppmuntra dig att anta de utmaningar Gud förelägger oss kristna män. Det är härligt med utmaningar, för man växer med dem! Då blir livet spännande, speciellt det kristna livet!

Män med mycket av sann manlighet i sin karaktär har samtliga haft ett mycket stort inflytande över historien och ändrat den på flera avgörande sätt. Tänk bara på Moses, Jesus, Winston Churchill, Raul Wallenberg och Nelson Mandela, till exempel. Män med få sant manliga egenskaper har inte alls påverkat historien, eller enbart gjort det på ett negativt sätt. Exempel på sådana män behöver jag inte ge. Det har funnits och finns alltför många av dem!

HERREN, vår Gud, som står utanför tid och rum, visste att det skulle uppstå antikrister efter antikrister ända fram till dess att Antikrist får grönt ljus av Honom att träda fram. Därför har Han alltid haft gudfruktiga frälsare till hands för att besegra alla dessa antikrister. En av dessa frälsare var Winston Churchill. Efter att under många år ha byggt upp sin kristna tro och personliga karaktär, kunde han samla och leda Storbritannien under Andra Världskriget. Han hade de rätta manliga kvalitéerna för att kunna bli ett vist, modigt och lydigt redskap i Guds hand för att besegra antikristen Hitler och den nazistiska krigsmaskinen. Trots Tysklands inledande snabba segrar i sitt Blitzkrieg mot Belgien, Holland, Luxemburg och Frankrike, och de allierades motsvarande katastrofala nederlag, var Churchill okuvlig i sitt motstånd mot den tyska imperialismen och diktaturen. Han avvisade alla radikala pacifisters och intelligentians råd om separatfred med "Mr Hitler", för han insåg efter att ha läst Hitlers bok "Mein kampf", vilket globalt dödshot den tyske diktatorn var mot både demokrati och kristendom. Det brittiska fiaskot i Norge (maj 1940) ledde till en revolt inom det konservativa partiet och Chamberlain tvingades avgå och Churchill blev ny premiärminister mitt under brinnande krig.

Churchills beslutsamhet efter katastrofen 1940, ledde till att Stalin motvilligt gick med i kriget mot Hitler, och därmed indirekt för demokratin. Churchills okuvliga kamp för frihet, demokrati och kristen tro, ledde fram till att båda dessa antikristliga ideologiers militärmakter krossade varandra. På så sätt var Andra världskriget en storskalig repris på det bibliska mönstret att Guds fiender hjälps åt att förgör varandra!

"När de började att sjunga och lova, lät HERREN ett angrepp komma bakifrån på Ammons barn och Moab och folket från Seirs bergsbygd, de som hade kommit mot Juda, och de blev slagna. Ammons barn och Moab reste sig upp mot folket från Seirs bergsbygd för att ge dem till spillo och förgöra dem, och när de hade gjort slut på folket från Seir, hjälptes de åt att förgöra varandra," 2 Krön 20:22-23.

Se även Domarboken 7:22 och 1 Samuelsboken 14:20. (Jämför dagens situation där Hamas och Fatah/PLO, även sunni och shia, bekrigar varandra i stället för att gå ihop mot Israel.)

Liksom Jesus var Churchill en mästare på att hålla inspirerande tal. De studeras fortfarande och anses av retoriklärare som förebilder för dem som strävar efter att bli hörda i mediebruset och av dem som vill bli ledare på något område. Det har sagts om Churchill att han ägde både fasthet och flexibilitet, iskall beslutsamhet, förmåga till det förlösande ordet (positivt och kraftfullt) förvissning om den moraliskt rätta kursen, samt ett obevekligt mod. Frigjord i sin livsstil, glödande i sin ande, nitälskande för sin sak, tog han kommando över och ledde, inte bara sin egen nation, utan även de allierade länderna, till en total seger över Ondskans axelmakter!

Han var varken viril, snygg, sexig eller häftig på något sätt. Däremot var han manligt mogen på **insidan, till sin karaktär och personlighet**. Det kvalificerade honom för internationell tungviktsklass med betoning på krigföring, mod, principfasthet och retorik.

Det näst sista kapitlet av detta mansseminarium är en studie över hur Gud förberedde denne "Josef i brunnen" för att han skulle kunna bli en modern "Josef i Egypten" som frälste hela världen från den ondska som Gud såg skulle komma. För dig som vill läsa mer om denne "superhjälte", finns två böcker om honom i litteraturförteckningen längst bak i boken, samt en mycket matnyttig Internetsida om honom.

Kapitel 1

Utgångspunkten till denna undervisning om vad sann manlighet är, hittar vi i Rom 8:29

> "Dem som han i förväg har känt som sina, har han också förutbestämt till att formas efter hans Sons bild, för att Sonen skulle vara den förstfödde bland många bröder."

Gud har alltså redan förutbestämt att vi ska bli lika Jesus! All helgelse, upprättelse, befrielse och smörjelse syftar först och främst till att göra oss till Jesu efterföljare och lärjungar i ord och handling. Vi behöver likna honom till både karaktären, utrustningen och visheten.

> "En vis man är stark, en man med kunskap är väldig i kraft," Ords 24:5. "Låter du modet falla i nödens stund, blir din kraft liten", Ords 24:10.

Med detta klart för sig är det mycket lättare att samarbeta med Gud i hans helgelseförsök av oss, än att streta emot i köttslig olydnad. Jesus är alltså Guds prototyp för vad sann manlighet är. Därför är det viktigt att läsa och studera evangelierna med det i bakhuvudet. Ha alltid Jesus som förebild när det gäller manligt beteende. Jesus växte upp som jude. Barndomen för en jude har som mål att förbereda pojkar på manbarhetsriten, Bar Mitzwah (ungefär "konfirmation"), vid 13 års ålder. Det är inträdet till vuxenlivet. Judiska pojkar tränas att ta ansvar för sina handlingar, erkänna sina fel och misstag, fatta egna beslut, lära sig stora delar av GT utantill, och leva efter den mosaiska lagens bud och krav. Det judiska samhället behandlar varje 13 årig pojke som genomgått Bar Mitzwah, som vuxen, inte som tonåring eller som ett barn! Josef, David och Maria var i de nedre tonåren när Gud kallade och började använda dem. Manasse var 12 år gammal när han blev kung, Assarja var 16 år, o.s.v. Jämför med dagens situation i den "kristna" västvärlden! Den västerländska tonårskulturen saboterar och försenar mognadsprocessen hos dagens tonåringar.

Den amerikanske mansforskaren och författaren Robert Bly säger i dokumentärfilmen *Fäder, söner och älskare*: "Vår kultur är den enda i hela världen som inte skänker en tanke åt hur en pojke ska bli man." Konsekvensen av det har blivit mängder med omogna män, androgyna män, homosexuella män, könsförvirrade män, män med helt fel förebilder i sina liv, o.s.v. Inte undra på att Anna Wahlgren har sagt: *"Gift dig aldrig med en man under 40. Det hejdar honom i växten!"*

Ett annat tänkvärt citat av dagens kvinnor är:

"Man måste skilja mellan äkta män och gifta ungkarlar."
(Erika Pluhar)

> "Herren är Anden, och där Herrens Ande är, där är frihet. Och vi alla som med avtäckt ansikte skådar Herrens härlighet som i en spegel, vi förvandlas till en och samma bild, från härlighet till härlighet. Det sker genom Herren, Anden." 2 Kor 3:17-18.

Även dessa verser säger att Gud vill se oss förvandlade till Jesu avbild. För att hjälpa oss med det har han sänt sin Ande som leder oss till att stiga i härlighet hela tiden. Det sker genom att vi beskärs, "tuktas", på verksamhetsgrenar i oss som enbart tar växtkraft men som aldrig kommer att bära Andens frukt.

> "Andens frukt däremot är kärlek, glädje, frid, tålamod, vänlighet, godhet, trohet, mildhet och självbehärskning", Gal 5:22-23.

Det är inte alls manligt i biblisk bemärkelse att vara tuff, hård, känslokall, aggressiv, o.s.v. Sådana "manliga" attityder hör hemma under det som NT benämner:

> "köttets gärningar är uppenbara: de är otukt, orenhet,

8

lösaktighet, avgudadyrkan, svartkonst, fiendskap, kiv, avund, vredesutbrott, gräl, splittringar, villoläror, illvilja, fylleri, utsvävningar och annat sådant", Gal 5:19-21.

Den viktigaste grundstenen i sann manlighet är att äga en uppenbarelse om Guds nåd. Män vill nämligen till sin natur varken förlåta eller förlåtas. De vill bli kvitt genom att jobba sig fram till en välförtjänt försoning. En kombination av felaktig "manlig" stolthet och uppfattningen om att vi måste förtjäna och göra oss värdiga fruns, vännernas eller Guds respekt och godkännande, har lett till att män i stor utsträckning ständigt plågas av känslor av mindervärde och misslyckande. Det kan yttra sig på olika sätt – allt ifrån depressioner eller tystnad, till revolt mot allt vad ansvar och auktoriteter heter. Men orsakerna bakom är nästan alltid de samma. Lösningen är att behålla en ärlig relation till Gud och komma till insikt om att Guds nåd verkligen är en gåva och inte något som kan förtjänas. Förkrosselse är livsviktig för män. Den amerikanske 1800-tals väckelseevangelisten Charles Finney sa: "Om man som kristen inte varit förkrossad av Guds nåd de senaste 14 dagarna är man på väg att bli ljum".

Därför håller jag med den amerikanske sångaren Bob Carlisle som säger i en intervju i Trons Värld den 28/10-1994: "Jag tror att vi regelbundet behöver komma till en plats där vi kan "gå sönder" inför Gud, släppa all prestige och erkänna vårt fullständiga beroende av Honom. Den här världen kallar det för "omanligt" då män gråter, men i själva verket finns det knappt något mer maskulint än en man på knä inför Gud, med tårar från ett

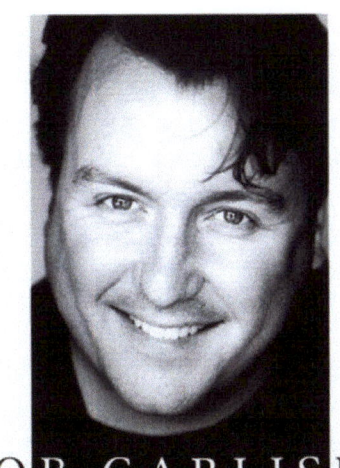

BOB CARLISLE

9

förkrossat hjärta strömmande nedför kinderna. Det är första steget mot det som borde vara ett trosmål för varje kristen man: att leva ett fullständigt öppet och genomskinligt liv både inför sin fru, sina barn, sin pastor och – fram för allt - inför Gud."

Sann manlig mognad innebär ödmjukhet under sanningen. Män har svårt att erkänna sanningen om sig själva. Sanningen svider i det stolta köttet, men vi ska "inte ha omsorg om köttet", säger Rom 13:14! I stället för att vara snabba på att döma andra borde vi vara snabba på att erkänna våra egna fel och brister. Det är saktmod. Har du lätt för att ta emot korrigeringar och tillrättavisningar? I så fall har du en god grund lagd till manlig mognad, d.v.s. Kristuslikhet! Ödmjuka dig alltid under vad Ordet säger. Det är sann ödmjukhet! Ordspråksboken i Bibeln säger:

> "Den som älskar fostran älskar kunskap, oförnuftig är den som hatar tillrättavisning. Dårens väg är rätt i hans egna ögon, men den är vis som lyssnar till råd. Fattigdom och skam får den som föraktar förmaning, men den som tar vara på tillrättavisning blir ärad. Den oförnuftige föraktar sin fars fostran, men klok är den som tar vara på tillrättavisning."

En annan grundsten i manlig mognad är villighet att ständigt förändras. Tillrättavisningar och utmaningar har som syfte att förändra och förbättra våra beteenden, vår självuppfattning, åsikter, vanor, ovanor, med mera. Ett exempel på det är Apg 17:11

> "Judarna där var mer öppna än de i Tessalonika. De tog emot ordet med all villighet och forskade dagligen i Skrifterna för att se om det kunde förhålla sig så".

Även Paulus tillrättavisning av Petrus i Gal 2:11-14 är ett imponerande exempel på nitälskan för sanningen hos Paulus, respektive sann ödmjukhet hos Petrus/Kefas.

"Men när Kefas kom till Antiokia gick jag öppet emot honom, eftersom han stod där dömd. Innan det kom några från Jakob brukade han nämligen äta tillsammans med hedningarna, men när de hade kommit drog han sig undan och höll sig avskild av rädsla för de omskurna. Även de andra judarna hycklade på samma sätt, så att till och med Barnabas drogs med i deras hyckleri. Men när jag såg att de inte var på rätt väg efter evangeliets sanning, sa jag till Kefas inför alla: "Om du som är jude kan leva som hedning och inte som jude, varför tvingar du då hedningarna att leva som judar?"

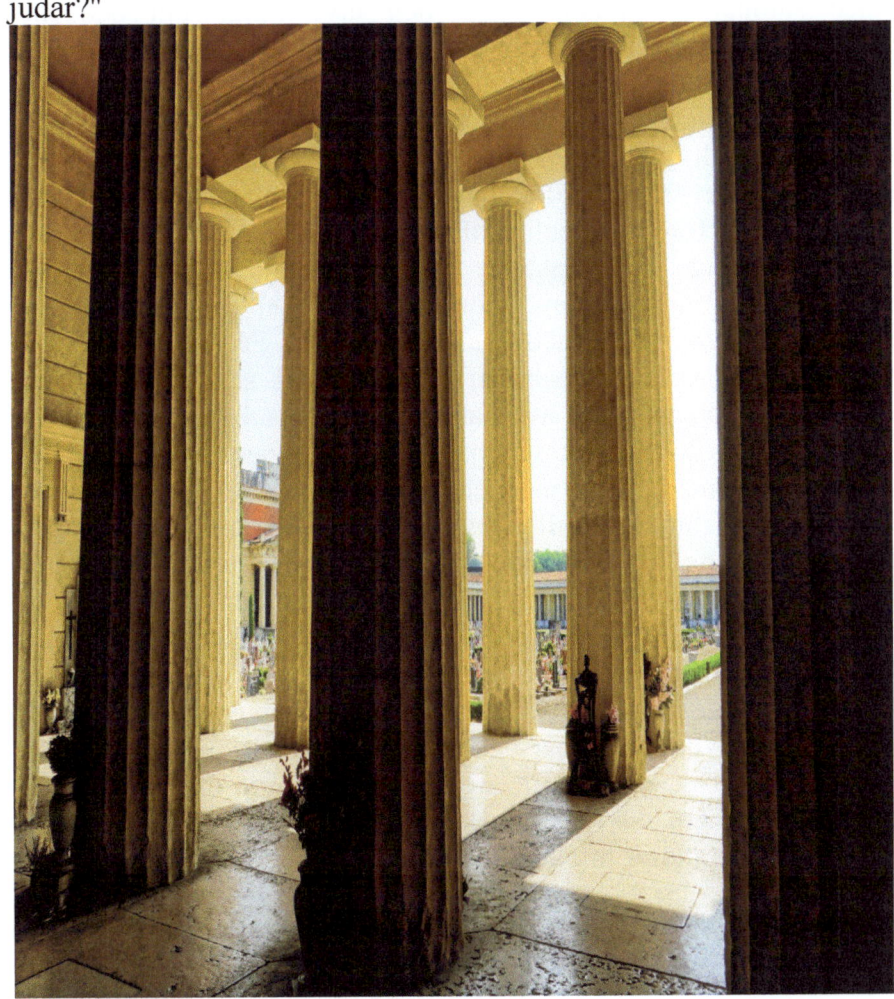

Kapitel 2

Bibeln lär oss att kvinnan är att likna vid ett "svagare kärl" än mannen. Detta poetiska bildspråk har missförståtts och vantolkats av kvinnofientliga kyrkliga-, och världsliga makter. För att förstå detta rätt måste vi anlägga ett historiskt perspektiv på det hela. I takt med att männen och de samhällen de byggt upp under århundraden, aldrig tog till vara kvinnans potential, utan utnyttjade hennes underordnade ställning, växte sig protesterna starka i takt med samhällets modernisering och utveckling. Till och med Kyrkan var djupt indragen i detta hyckleri när man till och med hade kyrkomöten för att diskutera om kvinnan var ett djur eller en människa! (Tack vare Bibelns klara undervisning om saken, kom man fram till att hon är en människa!) Detta synsätt färgade naturligtvis av sig på alla män generation efter generation och cementerade fördomar och rättfärdigade förtryck av kvinnan. När så det manliga klassamhället gav alla män rösträtt, men inte kvinnorna, uppstod en motreaktion. Den första moderna kvinnorörelsen, Suffragetterna, var född. På detta sätt har utvecklingen sedan fortsatt att halta fram. I stället för att män frivilligt delat med sig av makten och ansvaret i samhälle, har kvinnan fått kräva sin rätt och tjata sig till mannens ansvarstagande. Det har fört med sig att mannen känt sig hotade och hatade vilket fört med sig att mansrollen har polariserats. Många har gått in under kvinnans krav och önskemål om ett mer jämlikt förhållande i hem och familj. Samtidigt har den socialdemokratiskt förda familjepolitiken försvårat det hela, vilken i praktiken har lett till att kvinnor tvingats ut på arbetsmarknaden för att få familjens ekonomi att gå ihop, när alltmer av mannens lön beslagtagits av det höga skattetrycket som har behövts för att finansiera de (s)-märkta reformerna. Det har lett till att båda föräldrarna är stressade och trötta när barnen ska få sin beskärda del av familjens samvaro och att barnens föräldrar inte orkar dela på hemarbetet frivilligt.

Män med sämre självförtroende, eller med helt felaktiga föredömen, har inte orkat/velat ödmjuka sig under kvinnornas

12

berättigade krav på en förändrad mansroll, utan har i stället hårdnat och fortsatt att odla det falska och förlegade machoidealet. I takt med att samhället även har individualiserats och sexualiserats har det fört med sig att Sverige har det högsta antalet ensamhushåll i världen. Många män i dagens Sverige lever ensamma och har fastnat i konsumtion av Internetporr. Därav den explosionsartade ökningen av kvinnomisshandel, våldtäkter, pedofili, sexturism och kvinnohat.

Åter till de män som har hörsammat kvinnornas krav på jämlikhet i hem, familj och samhälle. Även på detta område har utvecklingen gått i *dialektikens* spår: tes – antites - syntes. Från macho till velour, för att förhoppningsvis snart hamna i "syntes" med en sund balans av manligt och kvinnligt, utan att för den skull bli androgynt. På 1980-talet uppstod det ett sug efter sann manlighet efter att man ledsnat på 1970-talets velourpappaideal. Från att främst ha fokuserat på kvinnor och kvinnors liv, övergick könsrollsfrågan under 1970-talet till att även handla om mäns livssituation. Män började själva i allt större utsträckning ifrågasätta mansrollen som uppfattades som förtryckande och destruktiv. Därför behövde männen befrias, både för sin egen och för kvinnornas skull. Kvinnorörelsens slogan "det personliga är politiskt" gällde även för mansrörelsen. Man arbetade med medvetandehöjning och samtalsterapi. En vanlig åsikt var att mannen, med hjälp av samtal med andra män, skulle genomgå en individuell och personlig frigörelse. Rörelsen fick i organiserad form aldrig någon omfattande genomslagskraft, men försöken att få till stånd en förändrad mansroll drevs under perioden desto mer i media. Under 1980-talet började det nya mansidealet allt oftare att ifrågasättas. Män kritiserades för att ha blivit för mjuka, ha förtryckt sin manlighet och ställt upp förbehållslöst på kvinnors krav utan att ta hänsyn till egna. "Velourpappa" och "mjukisman" var begrepp som myntades och användes nedsättande.

Man började bjuda hit amerikanska debattörer, författare och terapeuter som hade kommit längre i studiet av sann manlighet än vad svenskarna hade gjort. En av dem heter John Michaels som regelbundet har kommit till Sverige och hållit mans-, och kvinnoseminarier. Han säger i en DN-intervju 5/3- 1991:

"Svenska män är de mest tillplattade jag mött. De ser ut som om de går omkring med ett tungt lock på huvudet eller som om de just fått ett kok stryk. Sverige är förvisso också det mest civiliserade och avancerade landet, men det syns att framåtskridandet har kostat. Det vi brukar kalla livskvalitet har inte höjts de senaste decennierna. Män som kommer till mina seminarier upplever att de har kommit till en punkt där något fattas. De får signaler från samhället att manlighet är "dåligt". Män framställs som antingen okontrollerade våldtäktsmän eller veliga töntar. Det är vanligt att deltagarna beskriver sin barndom som att modern konspirerade med sonen mot fadern .....

Den som är säker i sin mansidentitet känner sig minst hotad av att utföra traditionellt kvinnliga sysslor....

Man kan ha en känsla av att vara man oberoende om man byter blöjor eller mekar med bilar.....

I brist på goda mansförebilder och med den dåliga självkänsla det medför, väljer den äkta mannen att "lyda mamma". På kvinnoseminarierna har jag märkt att de svenska kvinnorna talar ett påfallande dominant språk. Den svenske mannen tillåter sig inte att vara en man med rum för ilska, glädje och andra känslor. Han saknar lidelse. Känner han sig arg så låtsas han inte om det, våldsamhet är otänkbart. Allt detta gör honom lite trög i att reagera.

Svenska män behöver hitta tillbaka till en självklar känsla där de inte ifrågasätter, utan är stolta över att vara män. Den beskedliga anpassningens andra sida är mörk och otäck. Där bor "killern" – det är han som får en man att försvara sig eller gå ut i krig. En man som accepterar att han har den sidan inom sig får tillgång till vad vi traditionellt kallar maskulin kraft. Den inbegriper manlig intuition och hängivenhet och framkallar mannens mod, beslutsamhet och risktagande i både relationer och arbete. "Krigarens" ursinniga

14

energi kan användas även i vardagliga utmaningar. Den kraften kommer fram när mannen hittar något att arbeta för som han tror på. Det kan vara inom politiken för miljön eller något annat som framkallar hans djärvhet......

I en relation utmanar kvinnan förr eller senare mannens mörka kraft. Den man som är tillfreds med i sin fulla vidd förankrade manlighet, han vet vad han har att försvara och gör det om så behövs när "anfallet" kommer. Men förnekar han sin kraft är det naturligtvis lätt att han blir kväst. När en mans identitet är knutet till något han **är**, och inte till något han **gör**, ser han möjligheter i stället för begränsningar. Då känner han sig fri i sin relation med sin kvinna. Då väljer han familjen frivilligt, från att tidigare ha upplevt den som ett fängelse......

Första steget för en sökande man är att hitta sin maskulina kraft. Det andra är att behålla den, och för det krävs träning. Eftersom lagspel sägs passa män, kan en mansgrupp vara det lag där män får sina regelbundna träningspass."

Jag har tagit med detta långa citat för att det dels innehåller många bra saker och för att det bekräftar det Jesus säger i Luk 16:8

> "Den här världens barn handlar klokare mot sitt släkte än ljusets barn."

Man ska alltså inte förakta eller nedvärdera vanlig profan, världslig kunskap bara för att den inte är framförd av en bekännande kristen. (Förresten vet jag inte om John Michaels är kristen eller inte.) Även blinda hönor kan som bekant hitta frön! Och hur mycket dumt har inte kristna sagt?!

Ett exempel på vad den här världens barn kan bidra med av klokhet i det sammanhang som vi behandlar här, är vad filosofen Friedrich Nietzsche har sagt: "**Endast den som är tillräckligt mycket man, kan befria kvinnan i kvinnan.**"

Kapitel 3

För att knyta an till vår kristna tro och Jesus som vår förebild på området maskulin kraft, vill jag beröra det som kallas "helig vrede". Den förlöses genom att man, som Jesus:

> "älskar rättfärdighet och hatar orättfärdighet. Därför, Gud, har din Gud smort dig med glädjens olja mer än dina medbröder", Hebr 1:9.

Denna Jesu kärlek till rättfärdighet och hat mot all sorts orättfärdighet ledde honom till att rensa Templet från alla valutaväxlare och offerdjursförsäljare. Han var inte alls "i köttet" när han gjorde det utan tvärtom var han ledd av Anden och inspirerad av sitt hat mot kommersialiseringen av den bibliska tron när han rensade Templet.

Lider du av det "kristna" snällhetskomplexet? Gör dig av med det och lev i Andens frukt i stället. Då kommer du att vara kärleksfull mot dem som behöver din kärlek ("snällhet") men du kommer också att vara kompromisslös och bjuda motstånd mot dem som behöver tillrättavisas eller tuktas! Detta med att hata är vi inte så vana med i kyrkliga kretsar. Det predikas aldrig om det i kyrkan. När hörde du en predikan sist om att

> "Hata det onda och älska det goda", enligt Amos 5:15?

Vi människor har den spännvidden i vårt känsloliv att vi kan både hata och älska. Då gäller det att man får en rätt undervisning om dessa saker. De flesta kristna skäms för sina hatkänslor. Man har ju fått veta att man bara ska "älska" och vara snäll. Men det är inte hela sanningen. Då blir det att man förtränger även vissa känslor som är ingivna av Gud, vilket kan få oanade konsekvenser! Allt det man förtränger bubblar upp någon annanstans, men i perverterad form. Hatkänslor mot människor måste man bekänna som synd, ta emot helande för och sedan bearbeta på olika sätt. Men hatkänslor mot ondskans alla <u>yttringar,</u> ska man låta vara en drivkraft i sitt

16

kristna engagemang! David "hatade de ondas församling", enligt Ps 26:5. Fler missionärer skulle behöva låta ett hat mot lögnaktiga och onda religioner vara en drivkraft i deras arbete, grundat på kärlek till dem som är fångade av dessa religioner.

Psalm 97:10 uppmanar oss:

"Ni som älskar HERREN, hata det onda."

Om fler kristna tillät detta gudomliga hat i sina liv skulle vi se ett markant ökat engagemang av kristna i alla sorters kamper mot orättvisor, fattigdom, prostitution, trafficking, knarklangning, våld, o.s.v. I stället är det världens barn som gör dessa jobb. Vi kristna lyser med vår frånvaro där. Just frånvaron av kristna i protesterna mot Vietnamkriget lämnade fältet fritt för vänsterkrafterna att rekrytera flera generationer av ungdomar som protesterade och hatade detta orättfärdiga och grymma krig. Det gjorde att jag m.fl. började sympatisera med kommunisterna, för de var ju de enda som protesterade! Sedan gick vi med i deras partier. Hade det funnits kristna i antikrigsrörelsen på 1960-70-talen så hade säkert en del av oss blivit kristna istället för kommunister!

Psalm 101:

"En psalm av David. Om nåd och rätt vill jag sjunga, dig, HERRE, vill jag lovprisa. Jag vill ge akt på den fullkomliga vägen. När kommer du till mig? Jag vill föra en fullkomlig vandel där jag bor i mitt hus. Jag vänder ej mitt öga till det onda." (M.a.o. censurera det du ser på TV, dator, bio och på Internet!) Att handla trolöst hatar jag, det ska inte finnas hos mig. Ett falskt hjärta må vara långt ifrån mig, det onda vill jag inte veta av. Den som baktalar sin nästa, honom vill jag förgöra, den som har stolta ögon och högmodigt hjärta tål jag inte. Mina ögon ser efter de trofasta i landet, för att de ska bo hos mig. Den som vandrar på den fullkomliga vägen, han ska tjäna mig. Den som handlar svekfullt får inte bo i mitt hus, den som talar lögn ska inte bestå inför mina ögon. Varje morgon ska jag förgöra alla ogudaktiga i landet och utrota alla ogärningsmän ur HERRENS stad."

Dock vill jag reservera mig för att ta Davids ord bokstavligt, om att "förgöra och utrota". Det måste förstås andligt i det Nya förbundet som vi lever i.

"Vi strider inte mot kött och blod, (d.v.s. människor), utan mot andemakter" Ef 6:12.

Psalm 119:101-104 säger:

"Jag håller mina fötter borta från alla onda vägar för att ta vara på ditt ord. Jag viker ej från dina domslut, ty du undervisar mig. Hur ljuvligt smakar inte ditt tal! Det är sötare än honung för min mun. Genom dina befallningar får jag förstånd, därför hatar jag alla lögnens vägar."

Ordspråksboken 6:16-19 listar upp saker som Gud hatar. Hatar, avskyr du också dessa saker?

"Sex ting är det som HERREN hatar, ja, sju som han avskyr: stolta ögon, en lögnaktig tunga, händer som utgjuter oskyldigt blod, ett hjärta som smider onda planer, fötter som skyndar till det som är ont, den som främjar lögn genom att vittna falskt och den som vållar trätor mellan bröder."

Ords. 8:13 talar Visheten, d.v.s. Jesus. Där får vi en enkel programförklaring vad det är att vara gudfruktig.

"Att frukta HERREN är att hata det onda. Högfärd, högmod, ett ont leverne och en falsk mun, det hatar jag."

"Ty jag, HERREN, älskar det rätta och hatar orättfärdigt rov", Jes

18

61:8.

Tänk så mycket rovdrift som sker på denna jord! Rovdrift på både människor och natur. Så det finns mycket att engagera sig emot som kristen!

"Men detta är vad ni ska göra: Tala sanning med varandra, döm i era domstolar rätta domar som ger frid. Tänk inte ut ont mot varandra i era hjärtan och ha inte kärlek till falska eder, ty allt sådant hatar jag, säger HERREN." Sak 8:16-17.

Är det därför som juristlinjen på universiteten är så populär bland kristna?

2 Mos 18:21

"Sök ut åt dig bland folket dugande män, som fruktar Gud, pålitliga män, som hatar orätt vinning, och sätt dessa till föreståndare."

Redan Mose fick rådet att endast de som hatar orätt vinning fick bli äldstebröder. Tänk om Kyrkan hade tillämpat detta konsekvent! Då hade vi sluppit renässanspåvarnas lyxliv, försnillande kyrkokassörer och giriga TV-evangelister!

"Den som älskar sitt liv förlorar det, och den som hatar sitt liv i den här världen, han ska bevara det och vinna evigt liv", Joh 12:25.

Ännu en gång ser vi vilken positiv kraft hatet kan vara, om man hatar rätt saker. Att hata världens inflytande på ens liv och kristna tro, är att bevara sitt liv och vinna livets krona! Det är vad Jesus säger. När Jesus rensade templet, var han inte i köttet. Han lät sitt gudomliga hat mot Mammon och världens inflytande på trons område, få fritt utflöde. Det var en så kallad "helig vrede".

Har du helig vrede mot något? Vi är kallade av Gud att vara salt

19

och ljus. Evangelium sprider ljus där mörker råder och den heliga vreden fungerar som grovsalt i den religiösa, kulturella och samhälleliga förruttnelsen. Beväpna dig med både "grovsalt" och "finsalt"! Utvälj dina hatobjekt och be Gud om en strategi att "övervinna det onda med det goda" enligt Rom 12:21!

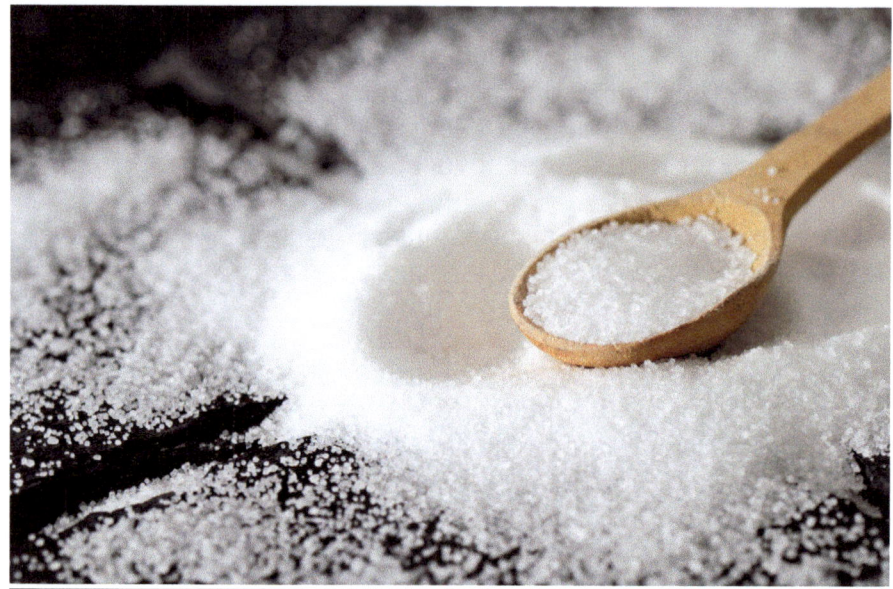

Kapitel 4

Jakob, Kefas/Petrus och Johannes "ansågs vara **pelarna**" i den första församlingen, säger Galaterbrevet 2:9.

"Den som segrar ska jag göra till en **pelare** i min Guds tempel ", Upp 3:12.

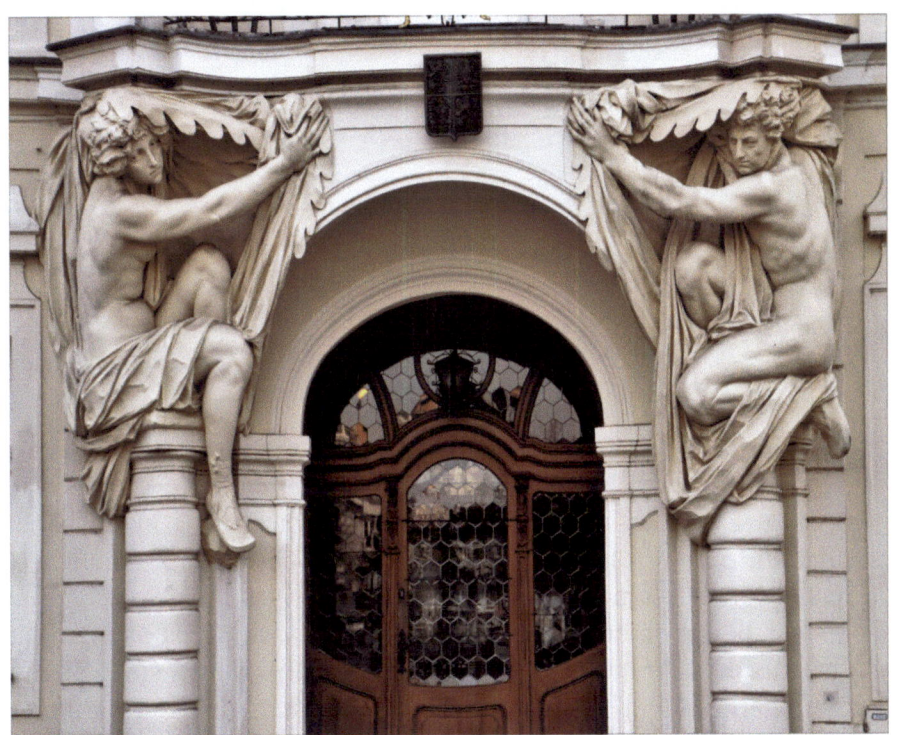

I och med dessa två bibelcitat återknyter vi nu till vad som är sagt i kapitel 2 om "kvinnan som det svagare kärlet". Gud vår Skapare har naturligtvis lagt in så mycket vishet som möjligt i skapelseordningen. Könsrollerna är inte några sociala konstruktioner, som feminister hävdar, utan de är av Gud givna en gång för alla. En vetenskaplig bok som bekräftar detta är **"Könet sitter i hjärnan"** av Annica Dahlström, professor i neurobiologi.

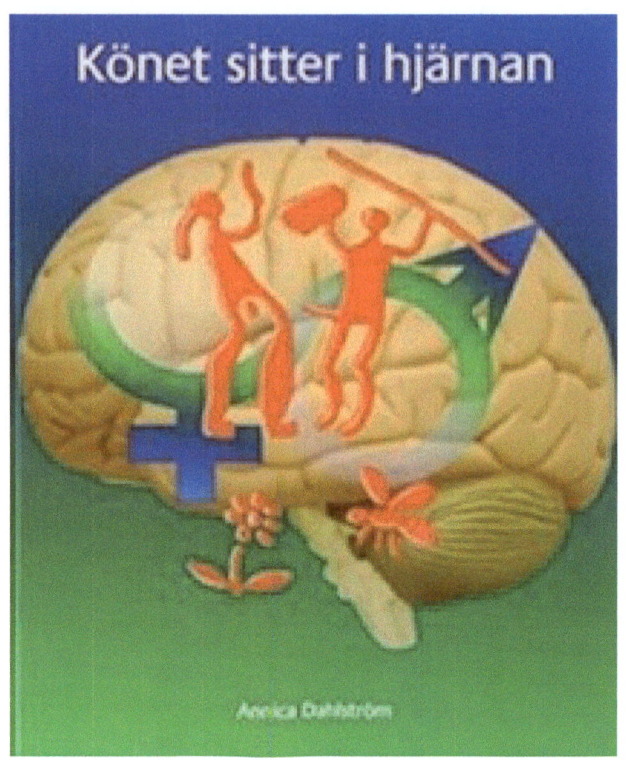

Könet sitter i hjärnan

Annica Dahlström

Att det är så märker alla som har uppfostrat egna barn. Vi har alltså fått olika kvalitéer, men de kompletterar varandra i äktenskapet, samhället och i församlingen. Därför är det så att mannen är utrustad för att klara de hårdaste och långvarigaste påfrestningarna. Män har högre smärttröskel i det naturliga och är på samma sätt bättre rustad av Gud till att med trons hjälp kunna stå pall mot prövningar, andliga skakningar, förföljelse och annat som kommer emot individen och Församlingen. Av den anledningen använder sig Bibelns författare av ordet "**pelare**" som symbol för mannens stabilitet, styrka, uthållighet och bärkraft. Av samma anledning förutsätter NT att lokalförsamlingens äldste är gifta män som uppfostrat egna barn till goda kristna. Se 1 Tim 3 och Tit 1:5-9.

Vad innebär det att vara "manlig och stark", enligt 1 Kor 16:13? Sammanhanget är sluthälsningar till församlingen med dessa korthuggna fraser:

"Vaka, stå fasta i tron. Var manliga och starka. Låt allt
hos er ske i kärlek."

Kort skulle man kunna säga att det handlar om uthållighet och
kamp mot allt det onda och felaktiga som aposteln har berört i sitt
brev till församlingen, (splittringstendenser i församlingen, otukt,
hednareligioners inflytande på samhället och på de nykristna). Det
handlar även om uthållighet i-, och kamp för allt det goda brevet
handlar om, (övernaturliga manifestationer, försvaret av Jesu
uppståndelse som ett historiskt faktum, försvaret av de dödas
uppståndelse som ett andligt faktum, gudstjänstordningar och
kärlekens centrala roll i den kristnes liv).

Samma svar i princip, vill jag ge på min egen fråga i början: "Vad
innebär det att:

> "vi alla når fram till enheten i tron och i kunskapen
> om Guds Son, till ett sådant mått av manlig mognad
> att vi blir helt uppfyllda av Kristus."? Ef 4:13.

När vi alla uthålligt i kamp för sanningen och kärleken har lärt oss
att uppskatta och värdesätta vår egen kännedom om Jesus, mer än
något i den kristna läran, då har vi kommit fram till enheten i tron
och i kunskap om Guds Son, till ett sånt mått av manlig mognad att
vi blir helt uppfyllda av Messias, och inte uppfyllda av oss själva,
av den "rätta läran" eller av något av vad synden eller "världen" har
att erbjuda. Se Ef 4:14-16.

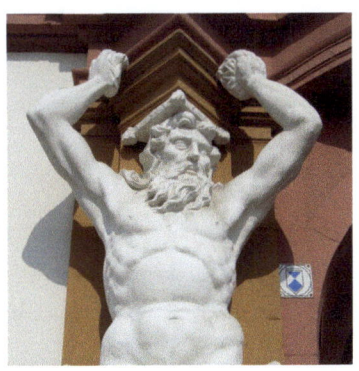

23

Kapitel 5 - mannens vrede

Ett stort problem för mannen har alltid varit hans vrede. Aposteln Jakob varnade för det.

> "Varje människa ska vara snar att höra, sen att tala och sen till vrede, för en människas vrede leder inte till det som är rätt inför Gud." Jak 1:19-20.

För att inte tala om Mose som i vrede **slog** på klippan, istället för att **tala** till den, som HERREN hade sagt att han skulle göra. Det kostade honom "inträdesbiljetten" till Kanaans land! Därför säger Psalm 4:5

> "Grips ni av vrede, synda inte! Tänk efter i era hjärtan på er bädd och var stilla", vilket uttyds av Paulus så här: "Grips ni av vrede, synda inte. Låt inte solen gå ner över er vrede och ge inte djävulen något tillfälle."

Med andra ord: gå inte och lägg dig/er utan att först ha bett Gud och den du i vrede har sårat, om förlåtelse. Gör man det blir inte skuldberget oöverstigligt, vilket det blir om man aldrig ödmjukar sig. Samlevnadsexperter nämner ofta detta som den vanligaste orsaken till skilsmässa!

Kolossebrevet 3:8 säger:

> "Lägg bort allt detta: vrede, ilska, ondska, förtal och fräckheter från er mun."

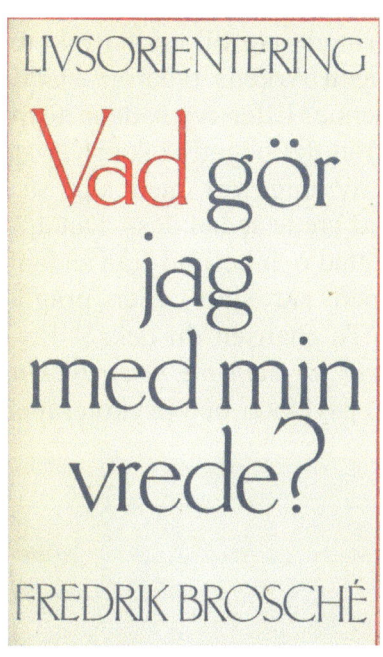

LIVSORIENTERING

Vad gör jag med min vrede?

FREDRIK BROSCHÉ

Gud har gett mannen fysisk styrka delvis för att kunna angripa ondskan och till att försvara sin familj. I sådana sammanhang är aggressivitet något gott och konstruktivt. Men otyglad vrede är enbart negativ och destruktiv. Därför är de viktigt för en man att kritiskt granska sin egen vrede och aggressivitet. Aggressioner kan man uttrycka via ord eller handlingar. Själv upplever jag det lättare att tygla aggressioner som vill ta sig uttryck i gärningar, än att tygla tungan från att tala ut ilska. Även Jakobs brev säger att det är så. Vrede som sårar andra människor är alltid köttslig vrede. Sådan vrede kan man aldrig rättfärdiga, bara bekänna som synd och göra bättring ifrån. Har du problem med vreden i ditt liv, måste du ta itu med det genast! Jag var tvungen att begära enskild själavård vid två tillfällen för att få kontroll över min vrede som jag till min förvåning märkte att jag hade, när vårt första barn började växa upp. Jag har aldrig misshandlat honom, eller någon annan heller för den delen, men jag märkte hur svårt jag hade att tygla min vrede mot den stackars oskyldige pojken. Så i stället för att låta det hela bara vara, med risk för att det fortsättningsvis skulle skada vår son, eller att jag någon gång inte skulle hinna besinna mig eller orka

25

betvinga mig i tid, ringde jag till en äldre kvinna som just kommit hem från församlingen Arkens tvååriga själavårds-utbildning och fick samtala med henne. Efter två sådana förbönstillfällen, där jag bland annat löstes från det negativa som vår stränga och hårdhänta pappas uppfostran av mig fört med sig, så har jag aldrig haft problem med otyglad vrede sedan dess. Det är med andra ord aldrig för sent att bli upprättad och befriad från sådant som man tror är för evigt förknippat med sig själv eller präglad av. För Gud är ingenting omöjligt. Ta chansen du också! En bok som kan hjälpa dig är *"Det är aldrig för sent att få en lycklig barndom"* av Ben Furman, legitimerad psykiater och psykoterapeut.

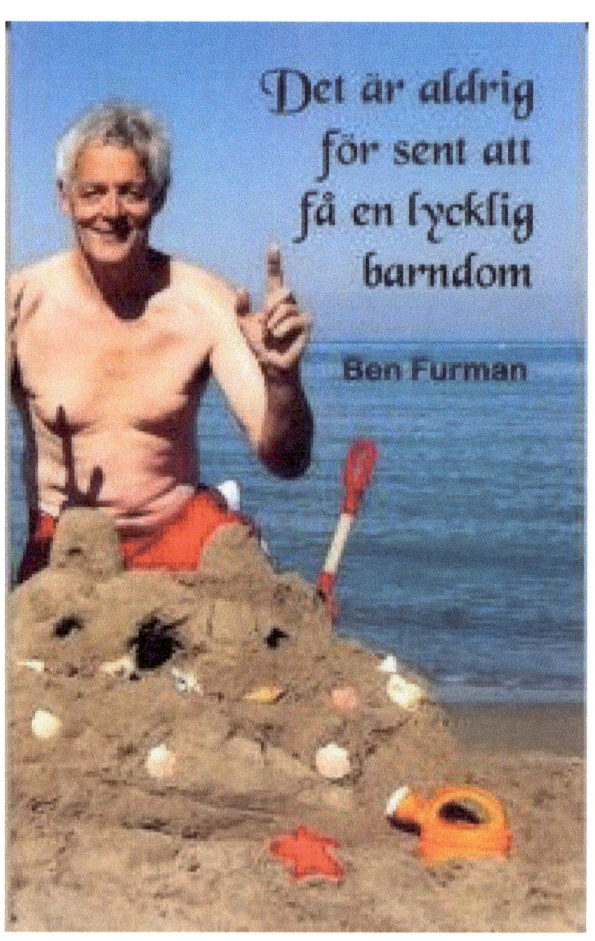

Kapitel 6 - mannens flyktbenägenhet

I och med att Gud har tilldelat mannen uppgiften att arbeta för att försörja sig själv och sin familj, till skillnad mot kvinnan som fått uppgiften att (i 1:a hand) ha omsorg om de små barnen och hemmet, se 1 Mos 3:16-19, ligger det nära till hands för honom att ha jobbet, arbetet, som sin tillflyktsort. Hur många män har inte skyllt på att han "måste" jobba över för att slippa komma hem till en jobbig situation eller en oglamorös vardag? Har man väl kommit in i vanan att skylla på jobbet, är det lätt att fortsätta med det och inte märka hur man successivt blivit mer och mer av en arbetsnarkoman än en äkta man. Det är inte alls ovanligt att arbetsgivare tvingas påpeka för en manlig medarbetare som gärna jobbar över, att han borde tänka mer på sin familj än på jobbet. Det är nämligen inte sunt att tänka mer på jobbet och karriären än på sina barn och familj. Varje erfaren arbetsgivare har lärt sig att rätt tyda sådant beteende. Det handlar oftast om kris i hemmet, i äktenskapet eller i familjen.

Har du ett flyktbeteende i ditt liv? Går du t.ex. ut och "mekar med bilen" när din fru/sambo vill diskutera något "jobbigt" eller gå tillrätta med dig? Jobbar du hellre över än åker hem? Då måste du inse att det är ett utslag av manlig omognad. En mogen man vågar och orkar höra på vad hans fru/sambo har att säga om honom, utan att ta illa upp eller bli "kränkt" som det heter nuförtiden. Han tar också ansvar för sin familj och för de barn han har satt till världen. Hans familj behöver inte enbart försörjas med pengar och prylar. Det de behöver mest är en <u>närvarande</u> pappa. Det finns fäder som är hemma mycket, men som mest bara pratar om sitt jobb eller favorithobby med frun och knappt alls med sina barn. Sådana pappor är känslomässigt frånvarande fastän de är fysiskt närvarande i familjen. Ge din fru/sambo och dina barn av din tid. Då bevisar du att du verkligen älskar dem. En diamantring eller dyra leksaker bevisar inte att du älskar fru och barn. Tid är den mest dyrbara av alla våra tillgångar. Den är nämligen begränsad och går inte att köpa för pengar. Pengar kan man i egen kraft förmera, sina muskler och hälsan likaså. Men tid går inte att förmera, föröka, eller förlänga. När du därför ger av din utmätta och begränsade tid till din familj är det den bästa "investering" du kan göra. Gud ser på ditt "tidsoffer" med välbehag ska du veta. Lek och umgås med dina barn. Det är inte alls omanligt! Tvärtom är det jättemanligt att älska sina barn och deras moder.

Ett citat från Ef. 5:21-33 är här på sin plats.

> "Underordna er varandra i vördnad för Kristus. Ni hustrur, underordna er era män så som ni underordnar er Herren. En man är nämligen sin hustrus huvud, liksom Kristus är församlingens huvud och själv Frälsare för sin kropp. Så som församlingen underordnar sig Kristus, så ska kvinnorna i allt underordna sig sina män. Ni män, älska era hustrur, så som Kristus har älskat församlingen och offrat sig för den. Han gjorde det för att helga den, sedan han renat den med vattnets bad i kraft av ordet, och föra fram församlingen inför sig i härlighet, utan fläck eller skrynkla eller annat sådant. Helig och fläckfri skulle den vara. På samma sätt är männen skyldiga att älska sina hustrur som sina egna kroppar. Den som älskar sin hustru älskar sig själv. Ingen har någonsin hatat sin egen kropp, utan man ger den näring och sköter om den. Så gör också Kristus med församlingen, eftersom vi är delar i hans kropp. Därför ska en man lämna sin far och sin mor och hålla sig till sin hustru, och de två ska bli ett kött. Denna hemlighet är stor – jag talar om Kristus och församlingen. Men vad er angår ska var och en älska sin hustru som sig själv, och hustrun ska visa respekt för sin man."

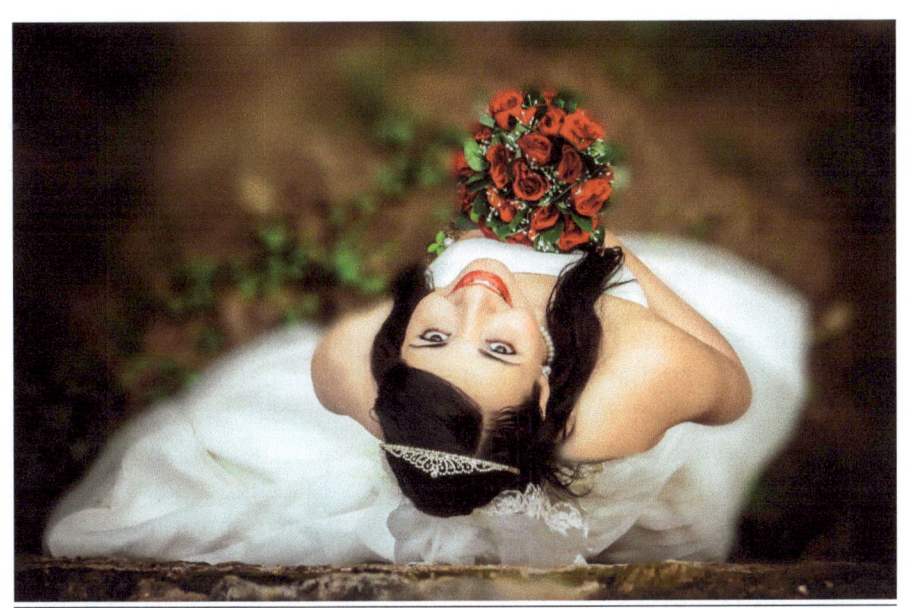

Kapitel 7 - mannens sexualitet

Det tredje stora område som de flesta män har problem med någon gång under sitt liv, är sexualiteten. I och med att Gud vill att vi ska "föröka oss och uppfylla jorden", 1 Mos 1:28, skapade han oss med en drivkraft som skulle se till att vi gjorde det. Den drivkraften är sexualiteten. Däri ligger också problemet. Drivkraften är så stark att den måste tyglas för att inte leva sitt eget hejdlösa liv. Det är i detta sammanhang viktigt att ha rätt syn på sexualiteten. Det är inte synd att ha sexuella begär, känna åtrå, ha längtan och drömmar. Utan det skulle det inte bli många barn gjorda! Inte heller är det synd att onanera, vilket har lärts ut av många kyrkor med hänvisning till Onan i 1 Mos 38:4. Den felaktiga undervisningen har gett mängder av kristna män dåligt samvete och fördömelse helt i onödan! Gud dödade inte Onan för att han onanerade, utan därför att han utnyttjade kvinnan med att "spilla sin säd på marken varje gång han låg med henne". Så här lyder hela sammanhanget:

> "Men Er, Judas förstfödde, var ond i HERRENS ögon och HERREN dödade honom. Då sa Juda till Onan: "Gå in till din brors hustru, gift dig med henne i din brors ställe och skaffa avkomma åt din bror." Men eftersom Onan visste att avkomman inte skulle bli hans egen, lät han säden spillas på jorden varje gång han låg med sin brors hustru, detta för att inte ge avkomma åt sin bror. Det Onan gjorde var ont i HERRENS ögon, och han dödade också honom."

Hela denna feluppfattning har till och med gett upphov till orden "onani" och "onanera".

Onan var förelagd av Mose lag att skaffa avkomma till sin döde **barnlöse** brors åminnelse, genom att gifta sig med hans änka. Syftet med denna judiska sedvänja och lag var enligt Rut 4:10 för att:

> "uppväcka den dödes namn över hans arvslott, så

att den dödes namn inte blir utrotat bland hans
bröder eller ur porten till hans stad."

Men allt måste dock ske med måtta, annars blir det till synd, vad
det än handlar om. Mannen är alltså skyldig att styra sitt sinne,
tygla sin tunga och tukta sin kropp så att han har kontroll över
denna starka kraft. Sexualiteten är endast till för att alstra barn och
som ett av flera sätt att uttrycka sin kärlek, åtrå och ömhet till sin
hustru. Inget annat. Alla andra sätt att använda sin sexualitet på
kommer endast att göda det köttsliga sinnet med köttsliga begär
och göda ögonens begär.

Porrnografi kommer aldrig att mätta dina begär efter fysisk kärlek.
I stället leder det till att du matar ditt "kött" med sådant som får
köttet att växa och på kort tid förkväva dina sociala-, kulturella-,
själsliga- och andliga behov. Brukar du porrsurfa måste du bekänna
det som synd inför Gud och be om hans hjälp att sluta med det. Har
du inte utnyttjat den helgelsemetod jag fått från Gud i detta
sammanhang, bör du absolut göra det. Det heter
"Shekinavandring" och återfinns på min personliga hemsida
www.olofamkoff.se eller direkt via denna länk:
www.olofamkoff.se/shekina.asp

Dessutom kan du redan idag avskilja/helga din dator genom att
göra som på fotona på nästa sida!

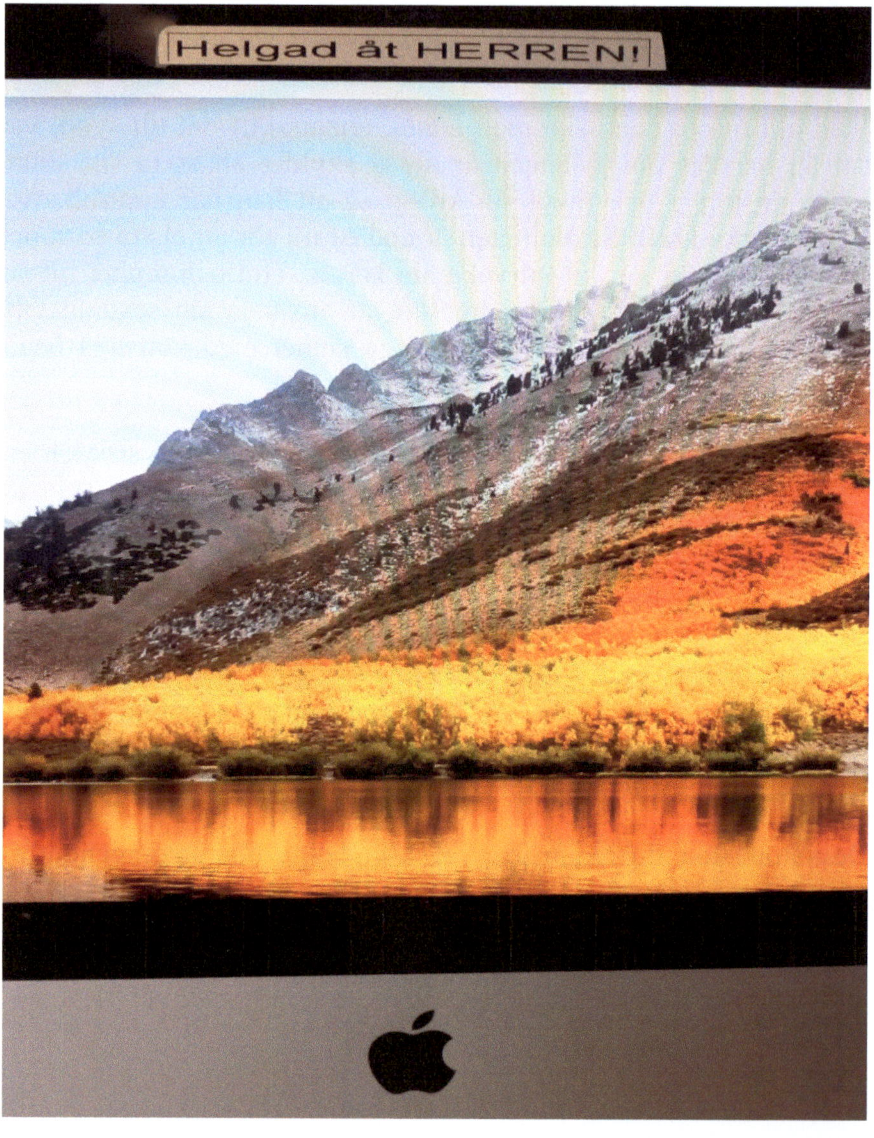

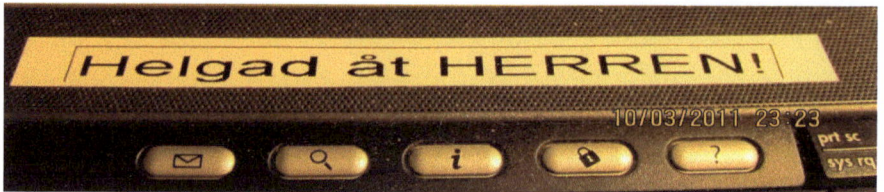

En man får aldrig kränka sin hustru på något sätt, framför allt inte sexuellt. Samlivet är ett **sam-liv** och måste ske i fullt samförstånd. Det går inte att hänvisa till något bibelord ryckt ur sitt sammanhang för att tvinga till sig sex. Mycket mer skulle kunna sägas om mannens sexualitet, men i och med att jag är problemlösningsorienterad vill jag passa på och visa på en "övermåttan härlig väg". Den benämns "**sublimering**". Så här förklarar Nationalencyklopedin det: "sublimera 'förgasa'; av latinets sublimare 'rena; destillera', ursprungligen 'lyfta, upphöja'. **1.** omvandla ursprunglig drift till inriktning på social eller konstnärlig verksamhet eller dylikt, särskilt med avseende på den sexuella driften (ursprungligen enl. en teori av Freud) **2.** överföra ämne från fast form direkt till gasform."

Liksom det i naturen och inom fysikens lagar går att transformera ett ämne från en form till en annan, går det även att omvandla den sexuella energin till en annan form av energi. Till exempel andlig-, kulturell-, eller annan verksamhet. Detta är den högsta formen av helgelse, självtukt och disciplin. Den folkgrupp man brukar förknippa med sublimering är judarna. Det är på grund av deras bibliska sexualmoral som förekomsten av så många utmärkta begåvningar och bedrifter återfinns hos just denna lilla folkgrupp, globalt sett endast 0,2%! Man har frågat judar hur det kan komma sig att de har lyckats producera så många Nobelpristagare (25% av alla), musiker, kompositörer, regissörer, vetenskapsmän, konstnärer, författare, rabbiner, filosofer, o.s.v. De har svarat att man har anammat den bibliska sexualmoralen och de höga andliga ideal som Israels Gud har pekat på. Man har sett att det går att tukta sitt kött på detta område genom att helt enkelt ivra för något annat med samma vurm som man annars skulle ha gjort för det sexuella.

Det handlar inte om att förtränga eller skambelägga sexualiteten. Sublimering innebär inte att man undertrycker sina sexuella behov, utan att man överför en del av drivkraften bakom de sexuella begären till något annat område. Det går helt enkelt till så att man utbeder sig från Gud något som Han vet kommer att upplevas av den bedjande som minst lika spännande och givande som sex! Ja,

33

antagligen måste det upplevas som mer spännande, intressant och givande är vad sex är för den bedjande, för att det ska fungera. Helt enkelt något som är värt att leva för! Bland världens barn är det tydligt att *"sex is my religion"* nu för tiden. Det är fullt begripligt utifrån deras ateistiska inställning. Vad ska man annars leva för om man inte har andliga-, politiska-, eller kulturella intressen? Detta synsätt bevisar hur oerhört köttslig dagens kultur och samhälle är. Men för den kristne finns det alla möjligheter i världen att hitta detta "något" som upplevs som mer spännande, intressant och givande än sex. Låt Gud visa dig vad <u>du</u> kan omvandla din sexuella drift till, i stället för att vara upptänd av sexuella begär. Det som dyker upp i ditt sinne i bönestunden, eller strax efter att du bett till Gud, satsa på det!

Läs gärna dessa av mig utvalda ställen ur Bibeln som handlar om sex och kärlek: Ords 5:3-23, 25:28, 31:10-31, 1 Kor 7:2-5 samt Höga Visan, speciellt 5:1 där Skaparen ger sin syn på saken:

"Ät, ni kära, drick och berusa er av kärlek!"

(Har du problem med att veta och förstå vad som är perverst i Guds ögon, läs då 3 Mosebok kapitel 18!)

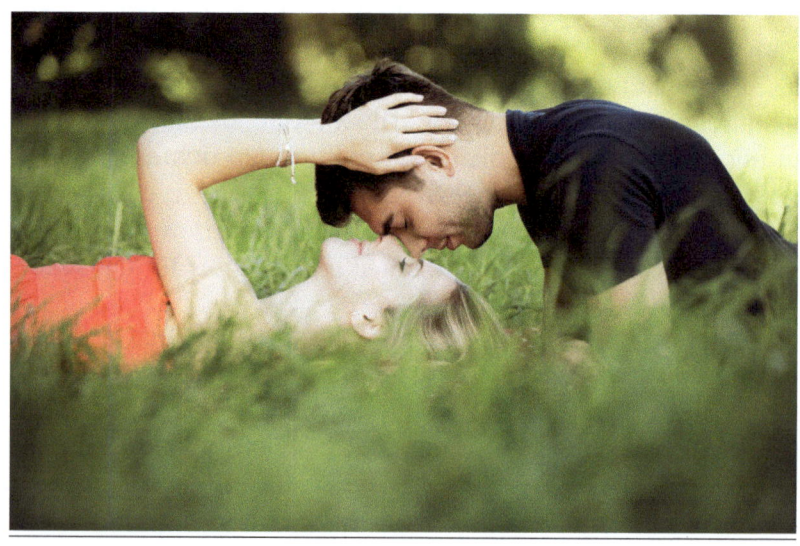

Kapitel 8

Winston Churchills väg från "brunnen" till makten i "Egypten". Liksom Josef fick genomgå en lång och hård förberedelsetid för att kunna bli använd av Gud i Egypten, fick också Winston Churchill det innan han kunde bli använd av Gud under Andra världskriget. Hans 10 år långa politiska ökenvandring ledde till slut fram till den absoluta maktens "oas". Man brukar ibland tala om **J-kurvan**. Den är en bild på hur det måste gå nedåt först en rejäl sträcka, innan det kan vända och börja gå uppåt i ens liv.

Från att ha varit finansminister 1928 började en 10 år lång period med besvikelser, nederlag, förödmjukelser, svek från partikamrater, kriser i familj och äktenskap och även två privatekonomiska krascher. Vid de konservativas valförlust våren 1929, var Churchill 55 år gammal och han trodde att den politiska karriären var över. Nästan ekonomiskt utblottad reste han på föreläsningsturné i USA och tjänade storkovan. Pengarna investerade han på börsen i New York, men Wall Street-kraschen, "den svarta torsdagen" 24 oktober, 1929, raderade ut hans investeringar på 20 000 $!

Han återvände hem till England deprimerad. Churchill var obekväm i sitt eget parti på grund av sin lojalitet mot sitt samvete i första hand och partilinjen först i andra hand. Han försökte manövrera på egen hand, men partitopparna utnyttjade hans maktambitioner och fåfänga så att han lurades till att hålla ett tal i Underhuset mot sitt eget parti, vilket tvingade honom att avgå ur den konservativa skuggregeringen och han hamnade i ett politiskt vakuum. En helig vrede och omutbar rättfärdighetsiver mot politisk korruption, drev honom till att utmana partitopparna ända tills de föll på sina egna fula grepp. Ändå lyckades hans politiska motståndare inom torypartiet med juridiska finter få hans karriär att stagnera. Han blev konstant attackerad och skymfad av sina partikamrater. Missmodig var han på väg att ge upp sin oresonliga kamp mot mygel och korruption. I stället livnärde han sig på att skriva böcker (vilka han senare fick Nobelpriset i litteratur för!)

och att måla tavlor för att skingra tankarna och få tiden att gå på sitt älskade Chartwell house.

I takt med Tysklands målmedvetna upprustning, som negligerades av den engelska regeringen, påtalade Churchill, med tillgång till hemlig information om Tysklands upprustning och Englands dåliga förberedelser, det i längden ohållbara förhållandet att Tysklands flygvapen redan 1935 var dubbelt så stort som Royal Air Force. För det blev han anklagad av sina egna partikamrater för att vara "krigshetsare"!

Trots äktenskapliga problem orkade han fokusera på de utrikespolitiska frågorna med en profetisk klarsyn, som med facit i hand är imponerande. Innan de konservativa vann valet 1935, hade Churchill muntligen blivit lovad en ministerpost av partiordföranden. Någon sådan fick han inte. I stället blev han utesluten ur statsrådet. Inte heller tilldelades han ledarskapet för det nya "Anskaffningsministeriet", som tvingades fram mot premiärministerns vilja för att börja upprusta landets försvarskapacitet. När Churchill, mot sin kloka hustrus inrådan, valde att tala ut sin personliga åsikt i frågan om den engelska kungens abdikering, överröstades han av idel glåpord i Underhuset och hans stöd minimerades åter igen.

Obeslutsamhet var bland det värsta Churchill visste, för det leder till oduglighet i den avgörande stunden. Obestämda åsikter inom politiken avskydde han, liksom att vara oflexibel i sakfrågor. **Principfast, men inte in absurdum**, var hans motto.

Integritet är en hörnsten i varje mogen mans personlighet. ("Integritet: helgjutenhet, att veta sitt mål och kunna handla efter sin övertygelse och stå emot påtryckningar." Nationalencyklopedin, NE) Integritet är motsatsen till människofruktan, eller som det heter på modernt språk: "politiskt korrekt". Ett exempel på Churchills integritet är när han vid en supé, arrangerad av engelska regeringen för Tysklands utrikesminister, von Ribbentrop, kritiserade honom öppet för hans regerings politik mot judar och oliktänkande, till regeringsmedlemmarnas stora förfäran!

1936 hade alla nedrustningsmotståndare inom den konservativa regeringen avgått i protest mot den förda politiken och flatheten mot Hitler och Mussolini. Detta ledde till att Churchill till slut hade gett upp hoppet om att någonsin bli premiärminister eller ens minister. Efter felspekulationer i amerikanska aktier var han skyldig 18 000 £, och hans debattartiklar i "Evening Standard" togs inte in längre. Han ville dra sig tillbaka och tillbringa tiden med sin familj, författa och måla.

"Han betraktades med misstro från alla håll som omdömeslös, instabil och odisciplinerad. Förmodligen hade hans politiska karriär tagit ett brått slut om inte de europeiska diktatorerna givit honom en ny roll som inspirerande och dynamisk krigsledare. Politiskt upptogs han alltmer av hotet från Hitlers Tyskland, mot vilket han riktade passionerade, men länge fruktlösa varningar. Churchill betraktade premiärminister Chamberlains Münchenuppgörelse med Hitler som ett *"totalt nederlag utan förmildrande omständigheter"*. Han krävde att en nationell samlingsregering skulle utses. Vid krigsutbrottet i September 1939 blev Churchill på nytt marinminister. Flottans roll, särskilt under Norgeoperationen, kritiserades, men kritiken drabbade främst premiärministern, som efter den tyska invasionen i väst tvingades avgå. Churchill framstod som den ende ledaren som kunde vinna bred uppslutning och bildade i maj 1940 en samlingsregering i vilken även liberaler och Labour ingick. Dess mål var att föra kriget med alla medel tills seger vunnits. Det enda löfte Churchill kunde ge var en tid av *"blod och möda, svett och tårar"*. Från underhuset kom under hela kriget hans många manande och enande appeller som i ljud och skrift gick ut över hela världen." **Citat NE.**

Churchill fick ofta hemligstämplad information av mindre modiga män än honom själv, men som ändå hade ett mått av civilkurage, mod och integritet så att de överlämnade departementsrapporter och faktasammanställningar till honom som gav honom trumfkort på hand i sina debatter i Underhuset mot regeringens nedrustnings-

37

och eftergiftspolitik. Han kunde alltid bemöta deras omskrivningar och bortförklaringar med fakta som han fått av läckande tjänstemän, vilka såg honom som det enda hoppet för att få ut sanningen om Englands hopplösa eftersläpning i försvarsförmåga.

Efter Hitlers "anschluss" av Österrike till Stortyskland i mars 1938, flög en aktiv tysk major till London för att informera och varna premiärminister Chamberlain för Hitlers fortsatta planer, men Chamberlain ville inte ta emot honom. Det ledde till att majoren i stället valde att avslöja de tyska planerna för Churchill. Planen var att invadera Tjeckoslovakien innan oktober 1938. Majoren sa att han var övertygad om, att om Storbritannien, Sovjetunionen och Frankrike tillsammans varnade Hitler för hans invasionsplaner, skulle de tyska generalerna vägra att fullfölja planerna och Hitler skulle bli avsatt inom 48 timmar! I stället flög Chamberlain till München för att få en skriftlig överenskommelse med Hitler om att deras länder aldrig skulle gå i krig mot varandra. Detta lilla papper skulle enligt Chamberlain garantera *"peace in our time"*!

Churchills kommentar till detta i Underhuset var bland annat att citera Daniels bok, kapitel 5 och vers 27:

"Du är vägd på en våg och funnen vara för lätt!"

Som reaktion på det försökte Chamberlain manipulera bort Churchill ur parlamentet genom att låta en underhuggare kräva hans avgång från valkretsen i Epping till förmån för en i Skottland i stället! Churchill vägrade naturligtvis.

Han såg på Storbritannien som "civilisationens frälsare", vilket han också blev, kan man faktiskt säga, med tanke på Andra världskrigets utgång. Här är det på sin plats att citera Stalin vad han sa om Winston Churchill. På de allierades konferens i Jalta, på Krim i Svarta havet, 4-8 februari 1945, där Stalin på avslutningskvällens middag höll ett tal, som stenograferades, sa han:

38

"Jag höjer mitt glas för det brittiska imperiets ledare, den **modigaste** av alla premiärministrar i världen, en man som förenar politisk erfarenhet med militärt ledargeni, en man som i ett ögonblick då hela Europa var berett att kasta sig i stoftet för Hitler, förklarade att Storbritannien skulle stå upprätt och kämpa ensamt mot Tyskland även utan bundsförvanter, även om det övergavs av existerande eller potentiella allierade. Jag höjer mitt glas för en man vars like inte föds en gång på hundra år och som **modigt** har hållit den brittiska fanan högt."

Med denna historiska bakgrund tror jag du håller med mig om att mod, integritet och hat mot ondskan är jätteviktiga saker. Hade mellankrigstidens engelska politiker haft dessa egenskaper hade de kunnat förhindra den fruktansvärda masslakten av c:a 52 miljoner människor som Andra världskriget ledde till!

Sammanfattningsvis vill jag säga om Churchills 10 åriga **J-kurva**, att den handlade om att befria honom från samma sorts falska förhoppningar som även Josef hade. Både Josef och Winston Churchill hade till en början satt sina förhoppningar till människor i stället för till Gud enbart. Dessa falska förhoppningar togs ifrån dem på lite brutala sätt kan man tycka. Men det var nog nödvändigt, för annars hade det inte skett på de sätten för dem var och en. Liksom Josef blev även Churchill utsatt för prövningen att stå emot köttets lustar via skamliga förslag, respektive äktenskapliga problem. Liksom Josef hade en Gudagiven gåva att tyda drömmar, hade Churchill en gudomlig och profetisk klarsyn att förstå tidens tecken inom politik, ideologi och krigföring. När Josefs drömtydningar bevisade sig vara sanna blev han utsläppt från fängelset för att få tjäna i den högsta ledningen av landet. När Churchills politiska varningar visade sig vara sanna blev han utsläppt från den politiska isoleringen för att få tjäna i den högsta ledningen av landet och i internationell storpolitik. Tack vare Josefs praktiska råd hur man skulle göra för att klara av den kommande 7-åriga svältperioden blev han satt att förvalta hela Egypten. Churchills pragmatiska förmåga hade han tydligt demonstrerat under Första världskriget och under mellankrigstiden i alla sina debattartiklar och tal i Underhuset, vilket gjorde att han anförtroddes att först bli marinminister 1939, och sedan premiärminister 1940.

Efter två privatekonomiska storförluster, slutade han att spekulera i aktier och var till och med beredd att sälja sitt älskade Chartwell house, för att betala sina stora skulder.

Det behövde han inte göra. Det räckte för Gud att se hans villighet att göra detta offer. (Precis som det räckte för Gud att se Abrahams villighet att offra Isak.) I stället manade Gud en rik finansman att betala Churchills alla skulder kontant och flera dagstidningar erbjöd honom samtidigt att få sina debattartiklar publicerade hos dem.

Efter Lord Nelson 1806, Arthur Wellesley 1852 och W.E. Gladstone 1898, var Churchills begravning 1965, den fjärde statsbegravningen någonsin i Storbritannien.

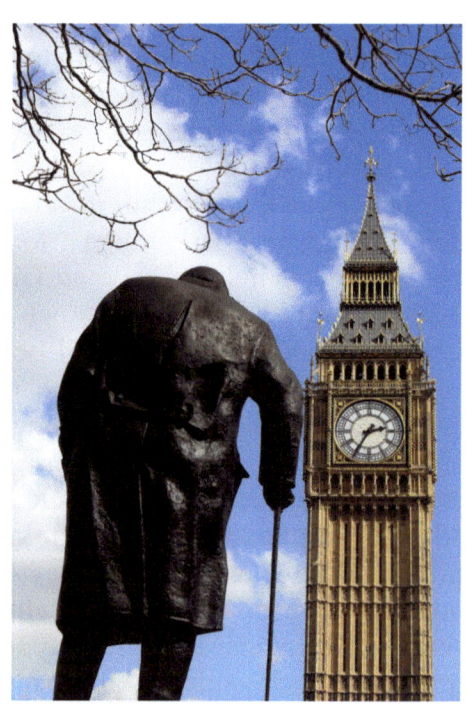

Kapitel 9

På vilket sätt var Jesus manlig? För att avsluta denna undervisning återknyter jag till inledningens fråga om Jesu manlighet och ska besvara den, samtidigt som jag knyter ihop hela mansseminariet. **Jesus ägde i fullt mått allt vad sann manlighet innebär!** Vi ser det redan i hans barndom när han var ödmjuk under sina föräldrar men ändå hängiven Gud. Vid sitt dop fick han sin Faders kärleksförklaring i och med orden:

"Du är min Son, den Älskade. I dig har jag min glädje."

Alla sanna fäder älskar sina barn och speciellt att få samarbeta med sina barn. Jesus ville enbart göra det som gladde Fadern. Han gjorde inte uppror mot Gud i tonåren. Tvärtom vinnlade han sig om att vara sina jordiska föräldrar lydiga, skaffade sig en ordentlig utbildning, öppnade egen firma och bevisade med sitt arbete och liv att han var en rättfärdig man som det gick att lita på. Hans ord var lika mycket värda som ett skrivet kontrakt. Ett handslag räckte som giltig överenskommelse. Eller kan du tänka dig Jesus "Josefsson" beställa hem virke för hundratals kronor men inte betala enligt överenskommelse? Leverera produkter med tvivelaktig kvalitet? Ofta vara försenad med leveranser och komma med bortförklaringar eller skylla på andra? Hade han sedan efter 15 års yrkesverksamhet i den stilen, kunnat träda fram och påstå sig vara Guds Son, Vägen, Sanningen och Livet? Nej, naturligtvis inte. Han skötte sin privatekonomi och sitt företagande klanderfritt. Han var fullkomlig därför att hans Fader hade sagt åt honom att leva ostraffligt, rättfärdigt och oförvitligt.

När han sedan blivit andedöpt och trätt fram som Yeshua Messias, visade han upp hela vidden, djupet, bredden och längden av sin sanna manlighet. Han älskade barn. Han tog dem i försvar mot det rådande vuxensamhällets nedvärderande och avvisande attityder och upphöjde dem i stället till föredömen på sann fromhet och ödmjukhet. Han älskade sin mamma. Ända in i döden orkade han bry sig om henne och ordnade hennes fortsatta försörjning, trygghet

41

och omvårdnad genom att från korset ge Johannes uppdraget att ta sig an henne. Han älskade de utstötta och föraktade. Han bröt mot sin samtids kärlekslösa sociala strukturer genom att samtala och umgås med samarier, kvinnor, prostituerade, hedningar, romare, soldater, skatteindrivare. Han hade inget anseende till personen utan såg hela tiden till människornas bästa utifrån sitt evighetsperspektiv.

Han älskade sina fiender och bad till Gud för dem! Han nitälskade för sanningen trots att han visste att det skulle leda till hans död. Han var omutlig i sin rättfärdighet och tackade därför nej till att bli gjord till kung i förtid av folkhopen, i stället för att bli krönt till Konung av Fadern. Han ställde sig i gapet för sina lärjungar och sa:

"Jag sa er att det är jag. Om det alltså är mig ni söker, så låt dessa gå!" Joh 18:8.

Han tog fullt ansvar för det han hade startat och konsekvenserna det fick. Han smet inte undan i det avgörande ögonblicket utan var totalt hängiven uppgiften ända till döds. (Han visste i sitt hjärta att Gud skulle uppväcka honom från de döda. Han visste att det ingick i det förbund han hade slutit med Fadern, att han måste dö, enligt Joh. 10:18)

Han nitälskade för Guds rike och den rena, sanna gudstjänsten, vilket drev honom till att i helig vrede rensa Templet från Mammons representanter och skälla ut fariséer och sadducéer, överstepräster och lagkloka efter noter, för att de hade tagit patent på fromheten. Han var inte konflikträdd. Tvärtom tog han varje gudagivet tillfälle i akt att tillrättavisa de självrättfärdiga religiösa proffsen. Han hatade ondskan och kompromissade aldrig med Djävulen, demoner eller de ogudaktiga och syndarna.

Han visade mod och civilkurage och kröp inte för vare sig den världsliga eller religiösa överheten när den visade sig vara korrumperad. Tvärtom tillrättavisade han dem med "ord och inga visor", t.ex. "hälsa den räven", i Luk 13:32. Han var förankrad i

42

Ordet, i sanningen och i Guds nåd. Han gjorde aldrig något i egen kraft för att "bli något", för han visste redan vem han var "i Kristus" så att säga, och det räckte för honom. Därför gick det inte att lura, muta eller hota honom. Han var generös och utgivande, gästvänlig, artig och en riktig gentleman! Alla kvinnor i hans omgivning kände sig bekräftade som fullvärdiga människor av Jesus. Hans rena, klara Gudomliga agape-kärlek fick deras hjärtan att smälta, utan att det var något sexuellt eller romantiskt inblandat. Han tog dem i försvar mot det rådande patriarkala samhällets överdrifter. Han var disciplinerad i sitt böneliv och tuktade sitt kött med fastor och bönevakor. Han var outtröttlig i att hjälpa de nödlidande och behövande.

Å andra sidan var han aldrig hämndlysten, gav inte igen för gammal ost, svarade aldrig med samma mynt, utan överlät hämnden åt Gud.

> "Hämnas inte, mina älskade, utan lämna rum
> för vredesdomen. Ty det står skrivet: Min är
> hämnden, jag ska utkräva den, säger Herren",
> Rom 12:19.

Jesus var ytterst fokuserad, hade inga köttsliga sidointressen, var aldrig dumdristig eller övermodig. Han levde i en profetisk framförhållning som höll honom informerad om fiendens planer och förehavanden så att han kunde gå i Guds förberedda gärningar och tillintetgöra dessa djävulens gärningar.

> "Den som gör synd är av djävulen, ty djävulen har
> syndat ända från begynnelsen. Och Guds Son
> uppenbarades för att han skulle göra slut på djävulens
> gärningar," 1 Joh 3:8.

Så vill Gud Fader att alla hans söner (och döttrar) ska vara, leva och handla!

Tänk vilka män vi skulle ha i vårt land om föräldrar, Kyrkan, samhället och populärkulturen presenterade Jesus som den bästa förebilden att likna, den store "idolen" att se upp till! Jag nämnde kyrkan, till somligas förvåning kanske. Men den Jesus som oftast presenterats i kyrka och frikyrka har inte attraherat männen i Sverige. De har inte fått utmaningen att bli hjältar i Guds hand och har därför lämnat kyrkan för att göra världslig karriär i stället. Man har medvetet valt materiell framgång i stället för en "velour-Jesus" som inte lockat eller utmanat till att överlåta sig radikalt till Guds rike, för att kunna göra stordåd för Gud. För att göra stordåd, det vill varje normalt funtad karl! Man vill bli erkänd och respekterad för det man har uträttat och visat på i sitt liv. Får man inte göra andliga stordåd så blir det världsliga "stordåd" istället. Men de är oftast destruktiva i det långa loppet och leder till ett stort ego. För **stordåd**, det vill varje mogen man göra! Var är alla dagens "Davids hjältar"? Läs om dem i 2 Sam 23:8- 39. (Dock är inte "vår kamp mot kött och blod" d.v.s. mot människor, utan mot ondskans andemakter som manifesterar sig i och genom människor.)

Kort sagt: Jesus är bevisad vara hjältarnas "superhjälte" i och med att han utmanade och besegrade självaste Döden, Dödsriket, Satan, Helvetet och all mänsklig ondska på en gång. I och med sitt mannamod tog han upp kampen emot-, och övervann alla dessa fiender genom att vara beredd på att betala det högsta priset av allt: sitt eget liv!

> "Jag var död, och se, jag lever i evigheternas evigheter och har nycklarna till döden och helvetet." Uppenbarelseboken 1:18.

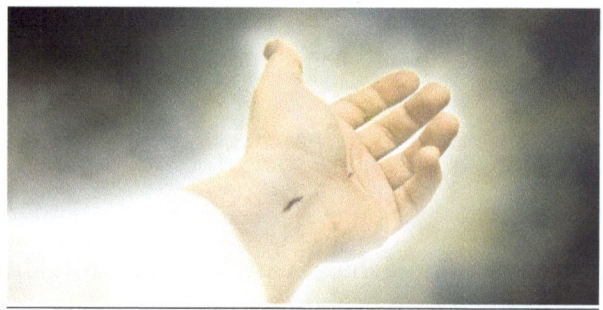

Boktips:

Maximal manlighet - vägledning för familjens överlevnad, Edwin Louis Cole, Livets Ords Förlag.

Mod – en bok för hjältar, Edwin Louis Cole, Livets Ords Förlag.

Att vara man - vägen till sann manlighet, Edwin Louis Cole, Livets Ords Förlag.

Den unika kvinnan – insikt och vishet för ett fulländat liv, Edwin & Nancy Cole, Livets Ords Förlag.

Kommunikation, sex och pengar, Edwin Louis Cole, Livets Ords Förlag.

Varje mans kamp, Stephen Arterburn, Fred Stoeker, Mike Yorkey, Livets Ords förlag. "Vinn striden över sexuella frestelser - steg för steg. Från TV till Internet, tidningar till filmer möts män ständigt av sensuella bilder. Det är omöjligt att undvika sådana frestelser men, tack och lov, inte omöjligt att konfrontera och vinna seger över dem! Varje mans kamp vill ta hål på uppfattningen att män inte kan kontrollera sina tankar och stå emot frestelser. Boken innehåller berättelser om dussintals män som har flytt undan otuktens fälla. Arterburn och Stoeker utrustar dig med bibliska sanningar och presenterar en praktisk och detaljerad plan för varje man som önskar sexuell renhet. En bok för män som fallit i det förflutna, män som vill förbli starka i dag och män som vill övervinna frestelser i framtiden."

"Det vanligaste hotet mot sann manlighet utgörs av vår sexuella förmågas lockelser och perversioner. Jag välkomnar alla bidrag som gör motstånd mot dessa." Pastor Jack Hayford.

"Denna tidlösa bok presenterar klara och praktiska principer som leder till sexuell renhet. Arterburn och Stoeker uppmanar oss att vara modiga, engagerade och självdisciplinerade och leder oss in i ett närmare förhållande till Gud, vår familj och vår maka. Denna bok är verkligen skriven för varje man." Dr. John Maxwell

De faderlösas "Pappa", Paul Forsén, OmegaSkrift, Uddevalla.

Duellen, 80 dagar som räddade världen, John Lukacs, Tidens förlag.

Churchills ödesstund, 5 dagar i London maj 1940, John Lukacs, Bokförlaget Prisma.

www.winstonchurchill.org

En mycket sevärd dramatisering av Churchills 10 åriga ökenvandring är: "Winston Churchill - The Wilderness Years". (He was out of power, he stood alone, and he was right!) finns som DVD via denna länk: **https://cdon.se/film/winston-churchill-the-wilderness-years-p4162951**

En annan sevärd och lärorik film om manligt mod, djärvhet, ärlighet och dådkraft är TV-serien **"Hornblower"**. Den finns som DVD.

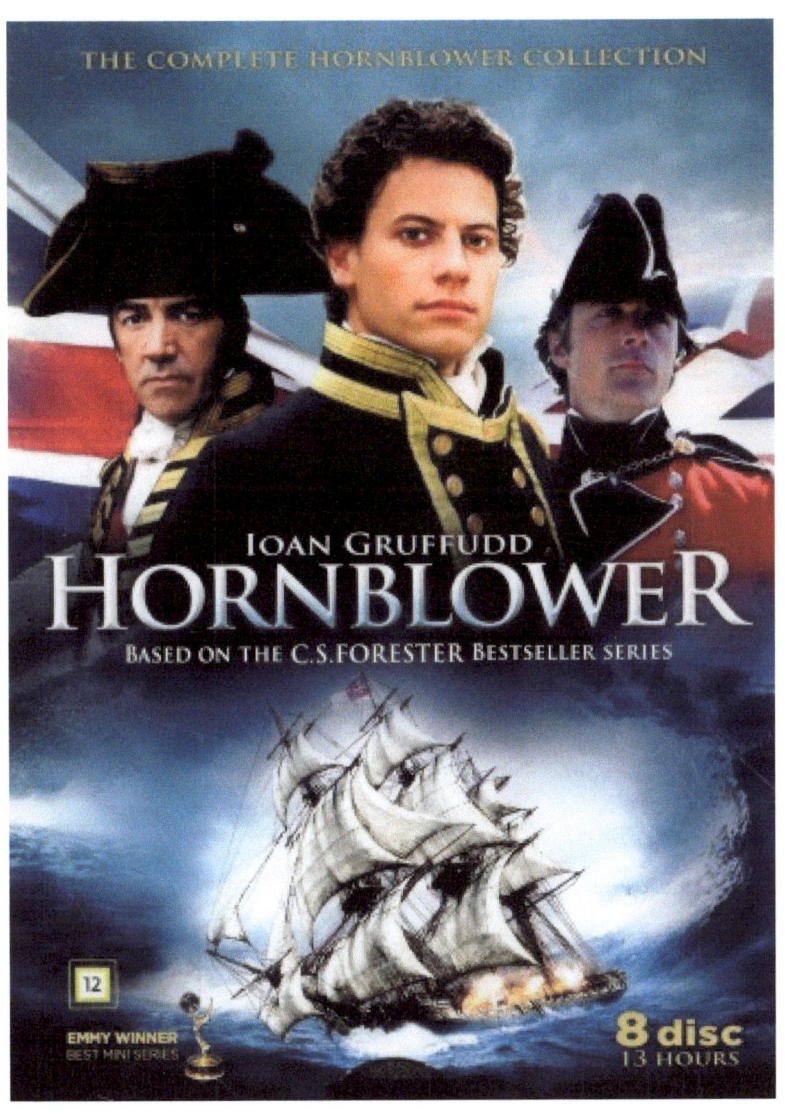

Olof Amkoff

olofamkoff@bredband2.com

073-1822678